LES EAUX

DE

SALIES-DE-BÉARN

ÉTUDE CLINIQUE

PAR

LE DOCTEUR LÉON MARCADÉ

De la Faculté de Paris

MÉDECIN A SALIES-DE-BÉARN

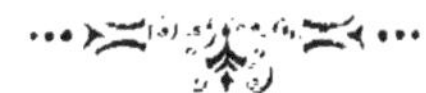

DAX

Imprimerie de l'AVANT-GARDE, rue du Mirailh, 18

—

1888

LES EAUX

DE

SALIES-DE-BÉARN

DAX — Imprimerie de l'*Avant-Garde* — DAX

LES EAUX

DE

SALIES-DE-BÉARN

ÉTUDE CLINIQUE

PAR

LE DOCTEUR LÉON MARCADÉ

De la Faculté de Paris

MÉDECIN A SALIES-DE-BÉARN

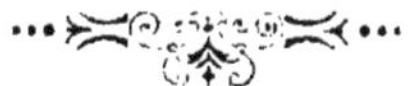

DAX

Imprimerie de l'AVANT-GARDE, rue du Mirailh, 18

1888

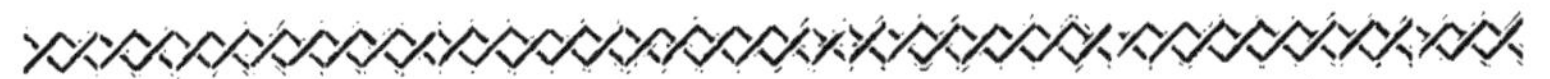

A MON CHER CONFRÈRE ET AMI

Le Docteur P. FOIX

Hier encore, Salies n'était qu'un bourg ignoré. dans un coin des Basses-Pyrénées : on y arrivait par une route étroite et pénible. Quelques touristes à peine poussaient leur curiosité jusqu'ici, jetaient un regard vague sur ce grand village, perdu dans la brume, aux maisons serrées, aux toits pointus; puis, repartaient aussitôt.

..... Aujourd'hui, Salies a changé d'aspect : c'est SALIES-LES-BAINS, avec son établissement, son chemin de fer, ses fêtes, ses constructions nouvelles et ses hôtels!.........

Les malades y arrivent des points les plus reculés de France; on y vient même d'au delà des mers.....

On y rencontre une population aux mœurs douces et paisibles, heureuse de recevoir l'étranger,

*fière dans sa simplicité, et justement orgueilleuse de
ses eaux sans rivales.*

. . . . .

*Mais, c'est à vous, cher Confrère et ami, que
notre ville doit sa transformation subite, à votre
dévouement, à vos efforts toujours couronnés de
succès, à votre célébrité médicale.*

*Tout entier à votre œuvre, empressé à votre
tâche, vous avez donné à la science thermale un
éclatant essor. Vous n'avez rien négligé pour la
fortune, l'avenir de cette petite ville du Béarn.*

*Tandis qu'ici, modestement, vous vous efforciez
de mettre en lumière les ressources puissantes de nos
eaux, les marques de sympathie, les encouragements
vous venaient de toutes parts.*

*La Faculté de Paris ne pouvait oublier un de ses
meilleurs, un de ses plus brillants élèves. Nos grands
Maîtres ne se contentèrent pas de vous féliciter : avec
un empressement admirable, ils vous envoyèrent une
clientèle d'élite, une société des plus choisies.*

*Avec eux, je suis heureux de rendre hommage à
votre beau et vaillant caractère, à votre coup d'œil
médical si remarquable, à votre science approfondie
de la Pathologie générale, à votre grande mémoire,
maîtresse du moindre détail, qui vous sert si bien.*

*Vos conversations intimes et familières, dont vous
avez le mystérieux secret, sont de véritables cours
scientifiques ; vos connaissances profondes donnent de
l'ampleur au moindre sujet : aussi, vous écoute-t-on
toujours avec plaisir.*

*Je n'oublie pas, cher Confrère, l'affection toute
particulière que vous m'avez toujours témoignée.*

Aidé de vos conseils, je suis venu m'installer à Salies; depuis, vous n'avez cessé de m'encourager; vous avez protégé mes premiers pas; vous m'avez initié à cette science si difficile de l'administration des Eaux.

Permettez-moi, aujourd'hui, de vous offrir, avec mes remerciements sincères, ce modeste tribut de gratitude et de reconnaissance, heureux de saluer en vous le Maître, l'éminent Confrère, le Grand Ami, le Généreux Bienfaiteur !

Dʳ Léon MARCADÉ.

Salies-de-Béarn, le 15 Janvier 1888.

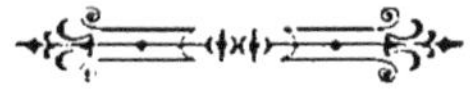

DE

LA SCROFULOSE

à Salies-de-Béarn

APERÇU

SCIENTIFIQUE DE LA SCROFULOSE

« **La Scrofulose,** dit M. le professeur Bouchard,
« doit être considérée comme un tempérament
« morbide, susceptible de transformations radicales,
« dans les cas légers et superficiels, à l'aide de
« l'hygiène et du médicament, mais dans les cas
« graves et profonds, constituant un terrain.éminem-
« ment favorable à *l'évolution du bacille de Koch.* »

Le mot *scrofulose* me semble avoir une significa-
tion précise pour désigner l'ensemble des accidents
qui appartiennent à la scrofule : il a le mérite de
s'appliquer, à la fois, à une forme de tempérament
et à une série d'accidents pathologiques sur lesquels
tous les médecins sont d'accord.

Les lésions microscopiques de la scrofulose

diffèrent très peu de celles de la tuberculose ; elles en
diffèrent tellement peu qu'un bon nombre d'histologistes s'accordent aujourd'hui et admettent l'identité
des unes et des autres : la tuberculose, en effet, n'est
qu'une maladie parasitaire, et, souvent, dans bien des
cas, il a été prouvé que la scrofulose ultime amène la
tuberculose, et se confond avec elle ; le microbe de la
scrofulose, cependant, n'a pas encore été isolé.

Le Professeur Grancher s'exprime ainsi :

« Si on passe en revue l'opinion des auteurs sur
« la nature de la scrofule, et si on leur demande une
« définition, on constate que trois doctrines sont en
« présence.

« La première, établit une distinction profonde
« entre la scrofule et la tuberculose, en reconnaissant
« toutefois aux deux maladies une communauté ou
« une parenté d'origine.

« La seconde, tend à effacer la tuberculose et à la
« faire tenir dans la scrofule.

« La troisième, au contraire, nie l'existence
« de la scrofule et ne reconnaît que des affections
« tuberculeuses.

« A notre avis, les deux opinions extrêmes qui
« contestent à la tuberculose ou à la scrofule leur
« existence propre, leur autonomie, ne peuvent être
« soutenues qu'à des points de vue étroits et exclusifs.
« Au contraire, en tenant compte de l'ensemble des
« caractères qui constituent une maladie : la lésion,
« les symptômes, d'une part ; l'étiologie et l'évolution
« d'autre part, il y a lieu de décrire séparément la
« scrofule et la tuberculose. Et, malgré l'étroite
« parenté qui les unit, malgré les travaux récents faits

— 11 —

« au bénéfice de cette dernière, il faut décrire à part
« la scrofule, dont le domaine est encore assez vaste
« pour mériter une exploration attentive. » (1)

Tous les histologistes qui ont décrit les altérations
cellulaires spéciales et communes à la scrofulose décla-
rent que les modificateurs généraux de la nutrition
seuls auront une réelle puissance pour la guérison.

Où pouvons-nous trouver, au point de vue
pratique, ces modificateurs puissants, cette force
reconstituante, ranimer, en un mot, la nutrition, si ce
n'est à notre source salée de Salies-de-Béarn, à nos
eaux chlorurées sodiques fortes, bromo-iodurées qui
sont les plus richement minéralisées de toutes celles
employées en médecine ?

Vu les cures merveilleuses qui s'opèrent ici,
serait-ce trop de dire que l'atmosphère saturée de sels,
dans laquelle on vient vivre quelques jours à Salies, non
seulement devient antipathique à la prospérité des
germes ou parasites, mais, encore, ne les tuerait-elle
pas ?

Aussi vais-je chercher, dans ce petit travail, à
exposer, par la clinique, le rôle régénérateur, en
même temps que leur action curative et médicamen-
teuse, de nos eaux sans rivales, lesquelles, vu leur
composition, sont toniques, reconstituantes, résolutives
et sédatives.

Sans aller plus loin, je placerai ci-contre, sous les
yeux du lecteur, l'analyse comparée des principales
sources chlorurées sodiques :

(1) Etude de la Scrofule par J. GRANCHER. — Dictionnaire
encyclopédique des Sciences Médicales, Tome VIII.

ANALYSE COMPARÉE DES PRINCIPALES SOURCES CHLORURÉES SODIQUES

	SALIES-BÉARN (Dr Garrigou)	SALINS (Réveil)	KREUSNACH source Théodorshalle (Duhring)	KREUSNACH source Elise (Polstorff)	NAUHEIM source Frédéric Guillaume (Chatin)	KISSINGEN source Rakoczy (Liebig)
Chlorure de sodium	229 g. 251	22 g. 71545	6 g. 2012121	9 g. 5201529	35 g. 1000	5 g. 2713
— de potassium	0 351	0 25662	0 0318116	0 1268621		0 5021
— de calcium	6 495	.	1 6271068	1 7833990		
— de magnésium	6 792	0 7012	0 7570300	0 0348381	2 7500.	0 5777
— de lithium	traces.		0 0012066	0 0097918		0 0207
Sulfate de soude	9 694					
— de potasse	0 212	0 68080				
— de chaux	0 797	1 41666				0 5765
— de magnésie	3 750				0 0650	0 8968
— de lithine	traces.					
Bromure de magnésium	0 473				0 0098	
— de potassium		0 03065				
— de sodium				0 0104072		0 0029
Iodure de sodium	0 053	traces.	0 0033728	0 0001195	iode libre : traces.	
Alumine et fer	0 460			Alumine pure : 0 0028441		
Silicate de soude	0 251		silice : 0 0105970	silice : 0 0109887	sil. et tr. d'aluminium 0 0260	silice : 0 0105
Carbonate de soude	traces.					
— de chaux		traces.	0 2303172	0 0892370	2 3600	1 3926
— de strontiane				0 0383818		
— de baryte				0 0260251		
— de protoxyde de fer			0 0233762	0 1763989	0 0150	0 0589
— de magnésie			0 0213910	0 0012189		0 0310
— du manganèse		traces.	Protoxyde de manganèse, trac.		0 0100	
Protoxyde de fer			traces.			
— de manganèse						
Nitrates a'calins					fortes traces.	0 0032
Arséniate de fer					fortes traces.	
Sels de potasse					traces.	
Sels d'ammoniaque					traces.	
Phosphate de chaux						0 0862
Matières organiques	non dosée				fortes traces.	
Perte	1 813					
	262 801	26 00000	8 9139776	11 8386627	10 3658	9 4127

Gaz acide carbonique libre 84.54
Pouces cubes. 22.54

ETIOLOGIE DE LA SCROFULOSE

L'étiologie de la scrofule est des plus précises : elle est presque toujours héréditaire, non pas directement, mais d'une façon croisée : les enfants scrofuleux étant souvent issus de parents tuberculeux ; l'âge avancé du père, la consanguinité et la syphilis tertiaire sont également les sources les plus fécondes de la scrofulose héréditaire.

Je dois une mention, en passant, à la scrofule, dite irrégulière. On la remarque chez le convalescent et chez le vieillard, sans que ceux-ci aient jamais présenté de phénomènes antérieurs de scrofule : elle est souvent acquise par la misère accidentelle ou par la détérioration organique qui succède aux grandes pyrexies, la fièvre typhoïde plus communément.

Il est naturel que les enfants, vu leur faiblesse, vu les phénomènes perturbateurs qui s'accomplissent en eux, tels que croissance, dentition, puberté, sont d'autant plus atteints qu'ils sont plus faibles.

Après l'hérédité, vient la faiblesse acquise.

Tout médecin reconnaît, pour peu qu'il ait l'habitude de voir, les premières manifestations du mal qui nous occupe, bien que les doctrines, au point de vue des causes scientifiques de la scrofulose, se heurtent les unes aux autres. Ainsi, pour Bazin, la moindre gourme suffit pour poser un diagnostic. M. Hardy, au contraire, est moins exclusif : il veut et il attend des lésions caractéristiques.

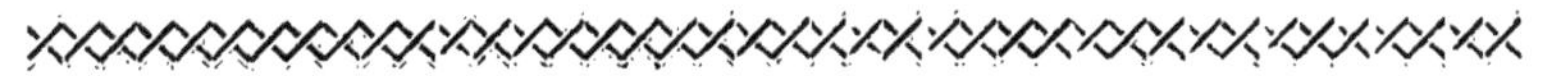

DÉFINITION

ET DIVISIONS DE LA SCROFULOSE

Aprés cet abrégé de l'étiologie, je dis que *la
scrofulose est une affection caractérisée par un trouble
permanent de la nutrition, trouble qui favorise
certaines manifestations définies du côté de la peau et
des muqueuses (scrofulides), des ganglions, des os et
des viscères.*

Je distinguerais nosologiquement ces manifestations sous les noms de :

        Période primitive
            »   secondaire
            »   tertiaire
     et   »   quaternaire

de la scrofule.

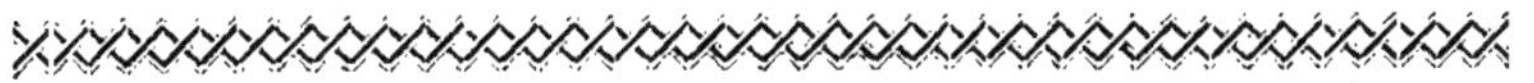

PÉRIODE PRIMITIVE

Scrofule bénigne

A la période primitive de la scrofule, on rattache les *scrofulides*, les inflammations subaigües des muqueuses (pharyngites, blépharites ciliaires), les angines et amygdalites avec ou sans hypertrophie consécutive et les ophtalmies ; les affections catarrhales des membranes muqueuses, le catarrhe vaginal et et utéro-vaginal.

Quelle que soit l'idée que l'on se fait de toutes ces maladies qui s'attaquent aux jeunes enfants, se fixent pour ainsi dire sur leur petit corps, et les poursuivent par des manifestations diverses jusque dans l'adolescence et la puberté, il n'en est pas moins vrai qu'on les observe de préférence chez les tempéraments lymphatiques, les constitutions molles, les sujets à chair blanche et à peau fine, c'est-à-dire pour parler net, chez les jeunes scrofuleux.

J'ai pu constater que les bains de Salies, en modifiant la constitution et les tempéraments, ont souvent amené la guérison de la lésion locale, et, sur les conseils de M. le Dr Foix, je me suis très bien

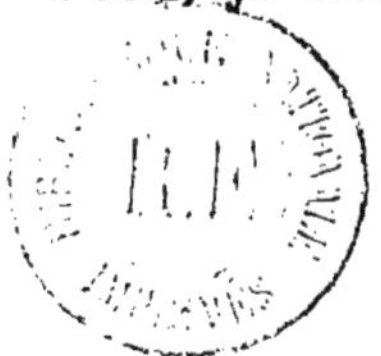

trouvé de l'application d'*Eaux-mères* en compresses sur la lésion elle-même.

On désigne sous le nom d'*Eaux-mères*, le résidu de l'évaporation des salines. Ce résidu renferme, à un très grand état de concentration, des principes solubles parmi lesquels domine le chlorure de sodium, et où l'on trouve des sels moins cristallisables, tels que les bromures.

D'ailleurs, je reproduis ici l'analyse des Eaux-mères à 35°, faite par M. le Dr Garrigou : le lecteur pourra juger sur sa valeur.

ANALYSE DES EAUX-MÈRES

Par M. le Dr Garrigou

PRINCIPES CONTENUS	QUANTITÉS
Chlorure de sodium	223.335
» de potassium	55.009
» de lithine	1.500
» de calcium	1.808
» de magnésium	155.203
Sulfate de magnésie	11.515
Bromure de magnésium	10.
Iodure de magnésium	0.919
Silicate de soude	0.272
Alumine de fer	0.272
Carbonate de soude	Traces
Matières organiques	15.
Perte	12.800
TOTAL	487.293

D'une manière générale, je crois qu'il faut entendre qu'elles viennent renforcer les actions altérantes et résolutives, plutôt que l'action reconstituante, et qu'elles servent à corriger ce qu'il y a de trop excitant dans l'usage de l'eau de la source.

La guérison s'obtient de deux manières différentes, soit à la suite d'une recrudescence aiguë, soit par amélioration insensible.

On observe, comme toujours, la période excitante, la poussée inflammatoire : aussi, avons-nous la sage précaution, dans la cure des dermatoses comme dans celle des ophtalmies, d'interrompre quelques jours le traitement, nous contentant d'applications émollientes de poudre d'amidon.

PÉRIODE SECONDAIRE

Scrofulose ganglionnaire

A la période secondaire appartiennent les adénites externes ou profondes, à allure chronique dés le début, souvent ramollies ou suppurées, donnant naissance à des écoulements fistuleux intarrissables, et se terminant au dehors en cicatrices gaufrées qui restent comme les stigmates indélébiles et si redoutés de la diathése strumeuse.

Le ganglion du cou ne se montre pas toujours sur l'enfant dit doué d'un tempérament lymphatique. On en trouve pas mal chez des enfants qui n'ont aucune trace de ce tempérament.

Pour moi, l'étiologie des adénites est la mauvaise constitution originelle, et les conditions hygiéniques mauvaises.

Je divise les ganglions en trois séries : *indurés*, *enflammés* et *suppurés*.

Quand l'adénite en est à la période d'induration, et que la zône celluleuse qui entoure le ganglion n'est pas enflammée. les petites douches locales brisées à jet trés fin d'eau minérale chaude. font merveille. Aprés trois ou quatre douches suivies d'autant de bains *(car nous donnons presque toujours la douche avant le bain)*, on constate un ramollissement de bonne augure, et la guérison, c'est-à-dire la résolution complète, marche à grands pas.

Avons-nous affaire à des ganglions enflammés, nous devons agir avec énormément de prudence ; car, tantôt l'inflammation se borne à la zône qui entoure le ganglion, tantôt celui-ci est envahi à son tour. C'est ce que les auteurs appellent *cellulite* et *phlegmon-periganglionnaire*, ou encore *adéno-phlegmon*.

Si ces inflammations préexistent à l'arrivée du malade à Salies, le médecin sera, dans le traitement, d'une extrême prudence. Car des bains trop longtemps prolongés ou des douches trop fortes pourraient provoquer une poussée inflammatoire dangereuse.

On ne saurait trop tenir compte de cette période intermédiaire entre l'induration, initiale des ganglions, et la suppuration qui en est la face terminale, quand il n'y a pas eu résolution.

Si les ganglions indurés viennent tout à coup à augmenter de volume, à rougir, à devenir chauds et douloureux, en un mot à s'enflammer, il faut vite supprimer les bains qu'on remplace par des cataplasmes, et, surtout, par une bonne couche de ouate protectrice. On voit bien vite l'orage inflammatoire se calmer et la douleur devenir moins intense. Car, ici, le phénomène, *douleur*, doit être pour le médecin l'objet de toute son attention.

Mais, d'un autre côté, si les symptômes du phlegmon sont moins sentis par le malade, ce qui arrive souvent chez ces organisations débiles où la réaction fait défaut (et fort heureusement il en est très souvent ainsi) alors, le phlegmon a poursuivi son évolution et bientôt l'abcès se déclare.

Le meilleur traitement consiste à l'ouvrir, et le lieu d'élection pour l'ouverture de cet abcès devra être choisi autant que possible dans un sillon ou pli de la peau, de façon à ce que la cicatrice reste inaperçue. Par ce moyen, l'abcès ne peut plus revenir sur lui-même, et la suppuration est désormais pour ce ganglion le seul moyen de guérir.

Il est souvent plus avantageux dans ces cas de passer un séton filiforme, mode de traitement qui donne, en général, une cicatrisation unie, nullement gaufrée, stigmate fâcheux qu'il faut surtout éviter.

Notre eau salée une fois que la suppuration a été déterminée par le séton (le séton finit toujours par élargir les deux ouvertures) l'eau salée, dis-je, en entrant alors dans l'intérieur, hâte et finit par évacuer la suppuration. Le plus souvent, par suite du traitement, les adénites les plus anciennes prennent une allure plus aigüe, indispensable pour amener l'inflammation et la formation du pus.

Il ne faut pas se dissimuler qu'il faut quelquefois un traitement de longue durée, et les ganglions qui résistent le plus sont précisément les plus durs, ceux principalement logés à l'angle de la machoire inférieure et qui semblent faire partie intégrante avec l'os lui-même.

Les douches locales chaudes conviennent très bien à cette variété de ganglions indurés et rebelles.

Qu'il me soit permis de dire ici un mot sur un cas d'adénite chronique inguinale qu'il ma été donné d'observer chez M. S..., officier de marine, qui, avant de venir à Salies, avait été traité par les plus habiles chirurgiens.

Sur les indications du Dr Foix, je soumis ce malade à un traitement des plus actifs, douches chaudes à petit jet, suivies d'un bain entier d'eau minérale, et cela, pendant vingt-cinq jours. Cette masse indurée, cette adénite en un mot qui, au début de la cure ne présentait, ni ci, ni là, la moindre trace du ramollissement, devint, à partir du quinzième jour, molle et finit par diminuer tellement, qu'à la fin de la saison, cet officier qui marchait péniblement en arrivant à Salies et qui, surtout, avait une peine extrême à porter la jambe dans l'adduction, s'en alla tout à fait ingambe et sa tumeur à peine visible.

L'immobilité presque absolue de la jambe droite avait déterminé chez lui une atrophie partielle des muscles de la cuisse et du mollet.

J'ai eu de ses nouvelles depuis son départ; son adénite aujourd'hui a totalement disparue : il est guéri.

Je ne puis pas terminer mon article sur les affections des ganglions sans parler d'un cas fort intéressant et, dans lequel l'action résolutive de nos eaux a eu plein succès.

Il s'agit de M. L..., négociant, atteint de masses ganglionnaires des deux côtés du cou et qui avaient envahi les régions pectorale dorsale et axillaire. Outre ces ganglions, M. L... était porteur d'une synovite tandineuse, riziforme, lésion occupant la région interne du poignet, et s'irradiant dans les tendons des fléchisseurs des doigts de la main droite et particulièrement du pouce et du petit doigt, contracturés au point de simuler une cicatrice bridée. M. L... ne pouvait étendre les deux doigts sus-indiqués qui étaient dans un état de contracture complet.

Il venait de faire une saison à Bagnères-de-Luchon, après avoir déjà fait une cure aux boues chaudes de Dax.

Les douches les plus fortes, suivies de bains, avaient été administrées, mais sans résultat apparent. Les douleurs persistaient à la région du poignet et s'irradiaient dans toute la main.

Je soumis ce malade à un traitement des plus actifs : douches à grand jet, suivies de bains entiers. A partir du quinzième jour, les glandes diminuérent et se ramollirent : la tumeur formée par la synovite tandineuse diminua de volume : les doigts se redressérent facilement ; la douleur disparut. Après la trentième douche et le trentième bain, la guérison fut complète, et j'ai su depuis qu'elle était durable.

J'ajoute, comme complément au traitement sus-indiqué, que je faisais entourer son poignet, deux fois par jour, de compresses imbibées d'*eaux-mères*.

Je termine mon article « *Ganglions* » en disant que l'application de compresses d'Eaux-Mères sur les ganglions indurés, hâte considérablement la résolution de ces glandes.

PÉRIODE TERTIAIRE

Scrofulose grave

La troisième période, ou **scrofulose grave**, comprend *le lupus, l'ozène, les ostéo-periostites, les nécroses*.

A cette période, on observe fréquemment les lupus qui se montrent nettement parasito-bacillaires, et qui, traités par des méthodes récentes de scarification, deviennent quelquefois malheureusement le point de départ d'auto-inoculations tuberculeuses.

M. Besnier recommande dans le traitement local du lupus une thermo-cautérisation particulière très effective et, pour ces affections si malignes qui présentent une ténacité extrême et une difficulté de guérison plus grande encore. M. Foix m'a assuré avoir obtenu des guérisons par des cautérisations profondes, faites simplement avec la commune aiguille à tricoter, chauffée à une température convenable.

Pour obtenir la guérison de ce terrible mal, la médication saline ne suffit pas ; elle devient cependant un auxiliaire puissant. et, sous l'influence de son action détersive et cicatrisante, l'amélioration commence bien vite à se dessiner. Toutefois, faut-il encore bien souvent, pour arriver à la guérison, plusieurs cures longues et sérieusement dirigées.

Besoin n'est pas ici de parler des diverses variétés du lupus. Qu'il me suffise de dire qu'on a vu les formes les plus graves guérir radicalement après plusieurs cures à Salies et une médication appropriée.

L'Ozène, purement scrofuleux est rare ; il est quelquefois ulcéreux, mais, le plus souvent, dépend d'une ostéo-périostite ou d'une carie osseuse.

J'ai vu, cette année, un cas de coryza chronique, chez lequel, sans qu'il y eût eu positivement ozène au sens propre du mot, il y avait certainement ulcération et carie osseuse.

Des injections à l'aide d'une petite canule *ad hoc,* adaptée à un tube de caoutchouc dont l'extrémité supérieure plonge dans un seau placé sur un lieu élevé et rempli d'eau légèrement minéralisée et chaude, ont été faites régulièrement, malgré quelques douleurs au début de la cure. A ma grande satisfaction, j'ai vu céder le mal : les croûtes, le pus ont été entraînés par le courant de la douche nasale et ont fini par disparaître.

Ces douches nasales sont bien installées à Salies et journellement employées pour le coryza avec ou sans boursouflements, et certaines inflammations catarrhales des muqueuses, telles que les angines et amygdalites avec ou sans hypertrophie consécutive, l'otorrhée, etc...

Quant aux ophtalmies scrofuleuses graves, elles sont souvent profondément modifiées, mais leur traitement exige une grande attention à cause de la

contre-indication formelle qui résulte, à leur endroit,
de toute acuité ou de toute tendance au retour de
l'acuité.

J'en dirai de même pour certains acnés rebelles
qui sont heureusement influencés, surtout par des
applications bien conduites d'Eaux-mères.

Maladie des Os et des Articulations

C'est dans les manifestations scrofuleuses fixées
sur les os et les articulations que l'action énergique
des eaux de Salies se montre de la manière la plus
frappante. On voit alors les altérations les plus profondes et les plus multipliées s'enrayer et guérir.

L'existence d'ostéites partielles et fistuleuses, les
ostéo-périostites, même avec carie et nécroses
paraissent les conditions qui se prêtent le plus à l'action
favorable du traitement.

La multiplicité des points, soit osseux, soit
articulaires, entrepris à la fois, n'est nullement un
obstacle à son indication.

L'action du traitement paraît se faire sentir d'abord
sur les parties molles, voisines de l'os atteint. Les
engorgements celluleux s'amoindrissent ; le derme
s'assouplit, les chairs prennent une meilleure teinte ;
la suppuration devient de meilleure nature souvent,

s'accroît d'abord, puis diminue : et ceci est un fait très remarquable.

Dans les grandes suppurations avec trajets fistuleux, nos bains entiers qui marquent 20 degrés au pèse-sel, non-seulement augmentent la suppuration, mais changent tout-à-fait l'aspect de la plaie : celle-ci de grisâtre, de lisse et profonde, enfin de mauvaise nature devient rapidemment bourgeonnée, rouge, exubérante ; et, dans ces cas, il faut cesser bien vite les bains et les remplacer par une médication appropriée et toujours antiseptique.

L'ostéite des extrémités articulaires est non moins rare à Salies. « On dirait que la diathèse scrofuleuse « se jette avec plus de prédilection sur ces organes si « complexes par leur composition et condamnés par « leurs fonctions mêmes à tant de mouvements, à tant « de fatigues.» (1).

Bazin, dans ses leçons, disait que les tumeurs blanches des orteils sont presque toujours des ostéites articulaires.

La tumeur blanche caractéristique des auteurs se montre plus souvent sur les membres inférieurs que sur les supérieurs : au contraire, l'arthrite simple et l'arthrite fongueuse semblent affecter de préférence les jointures des membres inférieurs. Elles se montrent le plus généralement vers l'âge de 7, 8 ou 9 ans, ce qui confirme l'étiologie banale de ces affections, qui se trouvent toujours en rapport avec le plus ou moins de coups, de chutes ou de fatigues.

Les arthrites suppurées sont plus rares à Salies

(1) Traité de la scrofule par le Dr C. Van Merris.

que les arthrites proprement dites : les arthrites fongueuses étant les plus communes.

Si l'immobilité dans un appareil est la première indication à remplir pour une coxalgie, pour une arthrite, pour une tumeur blanche, nos maîtres savent, aujourd'hui que nos eaux si richement minéralisées ont une action énergique et des plus favorables dans les manifestations scrofuleuses fixées sur les articulations ; aussi, voit-on tous les ans arriver à Salies, en grand nombre, envoyés par les chirurgiens les plus éminents, les malades atteints d'altérations osseuses articulaires.

Mon excellent maître M. Labbé, l'éminent chirurgien de l'hôpital Beaujon, m'a adressé cette année deux malades.

Je suis heureux d'en donner ici les observations abrégées et je m'empresse de dire que le succès a été complet.

L'un, M. P..., jeune enfant de 10 ans, est atteint d'ostéite des extrémités articulaires de l'articulation du genou. La synoviale est très peu modifiée. Cet enfant sur les conseils du maître avait passé un hiver entier sur les bords de la Méditerranée, à Saint-Raphaël, et la santé générale y avait été modifiée très favorablement.

Il est incontestable que tous les médecins reconnaissent aujourd'hui l'utilité du séjour prolongé aux bords de la mer où l'état général se modifie vite chez ces enfants et devient par conséquent beaucoup plus apte à être heureusement influencé par nos eaux salées bromo-iodurées.

Après les premiers bains, il y eut augmentation

de processus inflammatoire, et, vers le dixième bain, je pus constater que cette exacerbation cédait rapidement pour faire place à une amélioration sensible. Je mis bientôt en usage la douche d'eau minérale chaude dans la baignoire et le bain succédait à la douche. Ici, encore, vu une poussée, une exacerbation nouvelle, j'interrompis la douche et m'en tins au bain.

Au bout de quelque temps, l'engorgement céda progressivement en même temps que l'induration péri-articulaire des tissus cutanés et sous cutanés ; et je pus, après avoir conseillé à cet enfant un repos complet de quelques jours, reprendre les douches locales et les bains entiers.

Besoin n'est pas de dire que le genou malade était immédiatement après le bain replacé dans l'immobilité, dans une gouttière très bien faite. Pendant le temps de repos, j'ordonnais l'application de compresses trempées dans de l'Eau-mère.

Vers le troisième mois, la tumeur diminua de volume ; l'induration avait cédé ; les tissus fibreux et les ligaments reprenaient leur élasticité. La rotule qui, jusqu'alors, était fixe, enclavée, devint mobile ; les mouvements de flexion commencèrent à se montrer et je pus faire prendre des béquilles à cet enfant qui, pendant plus d'un an, avait eu son articulation immobilisée dans une gouttière.

J'ai eu de ses nouvelles depuis qu'il a quitté Salies. Son état général est excellent ; mais il n'a pas beaucoup gagné quant aux mouvements de flexion de la jambe. Il doit revenir faire une seconde cure et je ne doute pas de la voir terminer par une guérison complète.

Je dois ajouter que j'ai employé chez lui le massage

principalement dans la région interne de l'articulation.

Je me réserve à la fin de ce chapitre de parler du massage ; car il m'a toujours donné d'excellents résultats.

Le second malade, client de M. Labbé, était atteint d'une arthrite fongueuse de l'articulation tibio-tarsienne droite avec synovite des gaînes tendineuses péri-articulaires. Comme le précédent, il avait passé une saison d'hiver à Saint-Raphaël d'où il était revenu très amélioré, mais avec des mouvements encore bien peu étendus et un empâtement induré péri-articulaire marqué surtout en arrière des deux malléoles. Avec cela, atrophie presque complète des muscles de la jambe qui présente une forme arrondie.

Après une période de bains entiers et de douches locales dans la baignoire, j'ai observé les mêmes phénomènes d'exacerbation que chez le jeune enfant, et, deux retours d'inflammation me forcèrent à suspendre le traitement.

Après quinze jours de repos, nous pûmes continuer et cette fois sans interruption.

Au bout d'un certain temps, la résolution commença ; l'empâtement en arrière des malléoles se ramollit un peu ; le tendon du péronier antérieur commença à se montrer, mais les muscles du mollet restaient atrophiés. Les douches fortes furent données non seulement sur l'articulation, mais, aussi, sur la partie postérieure de toute la jambe ; je fis appel, en un mot, à toutes les forces résolutives de nos eaux.

L'amélioration se dessina de plus en plus. Les fongosités perdirent de leur induration ainsi que les tissus sous-cutanés ; les extrémités osseuses, même, parurent prendre part à cette décongestion. Les ligaments des tissus fibreux reprirent peu à peu leur élasticité, et aujourd'hui, le malade, quoiqu'il ne puisse pas encore appuyer le talon par terre, est tout près de la guérison complète. Il marche avec des béquilles, et je me propose dans quelques jours d'aider et de favoriser la marche avec un petit talon de liège que je ferai mettre dans sa bottine.

M. L... présentait le tempérament dit *lymphatique* et il était atteint d'un ongle incarné siégeant aux deux orteils. Pendant près d'un an, le malade n'avait pas mis le pied à terre. Pour le traitement de cet ongle incarné, j'ai employé le perchlorure de fer, suivi de l'introduction entre les rebords de l'ongle et les chairs exubérantes d'un brin d'amadou dont j'augmentais graduellement l'épaisseur. Ce traitement, qu'emploie M. Terrillon, a parfaitement réussi.

M. L... est si satisfait qu'il ne veut pas quitter Salies avant de marcher comme autrefois, et, certainement, vers le mois de mai ou de juin, il ne restera rien de son affection articulaire.

Du Massage. — Dans une remarquable leçon à l'hôpital Cochin, M. le Dr Dujardin-Beaumetz, mon ancien Maitre, a longuement traité du massage. Je suis heureux d'y puiser quelques renseignements que je résumerai en peu de mots.

Après avoir fait l'historique du massage que l'on trouve déjà chez les Grecs et les Romains, M. Dujardin-Beaumetz s'exprime ainsi : « Le hollandais Messger « est le plus célèbre masseur. Pour lui et ses élèves, « on doit distinguer quatre manœuvres différentes :

« l'effleurage, les frictions, le pétrissage et le tapote-
« ment. »

Je dirais un mot seulement des deux premières
manœuvres, les croyant suffisantes pour nos arthrites
à Salies.

« L'effleurage consiste en passes légéres que l'on
« fait exécuter avec la main ; tantôt c'est la paume
« qu'on emploie, tantôt ce sont les doigts ou bien la
« pulpe des pouces, ou bien encore les articulations
« phalangiennes. »

« Les frictions consistent, comme l'indique leur
« nom, à faire avec les mains des frictions centripètes,
« que l'on rythme avec une alternance dans le
« mouvement des mains. » On se sert quelquefois de
corps gras ; et nous sommes ici forcés bien souvent
d'en faire usage vu l'action irritative sur la peau par
l'eau salée. Le corps gras auquel j'ai donné le choix
est la vaseline, aromatisée ou non. Le massage doit
être pratiqué sur des parties dénudées.

« Les effets physiologiques du massage portent
« à la fois sur les fonctions de la peau, sur la muscu-
« lation, la circulation, le systéme nerveux et enfin
« l'absorption et la nutrition. »

Le massage a une action résolutive : les expé-
riences nombreuses le démontrent. Dans les quelques
pratiques de massage auxquelles je me suis livré
(car il n'y a pas que dans l'entorse où il est appliqué),
j'ai toujours commencé par des frictions légéres faites
avec l'extrémité des doigts, avec le pouce, puis avec
la face interne des mains, en dirigeant toujours les
mouvements du pouce ou de la main de bas en haut.
Il faut surtout surveiller les premiers effets du

massage, car l'inflammation est à craindre. Il est mieux supporté sur la face extérieure de l'articulation qu'en dedans.

Il donne aussi les meilleures résultats dans les atrophies musculaires quand il est pratiqué immédiatement après la douche.

De la Coxalgie

Les jeunes enfants qu'on voit si nombreux à Salies, étendus dans leurs petites voitures, sont très souvent atteints de coxalgie. Il importe de connaitre les coxalgies à leur début, le genre de coxalgie auquel on a affaire.

La coxalgie tuberculeuse, osseuse, M. le professeur Trélat nous apprend à la reconnaitre. « Vous recon-
« naîtrez, dit-il, cette variété à son *début lent, insidieux;*
« elle ne se révèle pas par une attaque brusque
« comme l'*ostéomyélite ;* parfois, ce début est indolent
« et la *douleur* apparaît plus tard. En certains cas,
« cette douleur se calme, cesse. Il ne faut pas se hâter
« de croire à une guérison, et une coxalgie qui a
« cessé d'être douloureuse, n'a pas cessé d'évoluer ;
« bientôt la *rechute se produit ;* c'est un phénomène
« commun. Enfin, la durée de l'affection est longue, et
« grâce à ces rechutes qu'on considère à tort comme

« des récidives, elle comprend une période de deux,
« quatre, six années, et même beaucoup plus dans les
« cas graves ou mal soignés. » (1)

La gravité de la coxalgie tuberculeuse est certainement variable, et, lorsqu'elle guérit, c'est au prix de
déformations persistantes et indélébiles. Longtemps
on a attribué ces changements d'attitude du membre
à la luxation de la tête fémorale. L'éminent chirurgien dit avoir accepté cette doctrine classique jusqu'au
jour où, n'ayant jamais pu constater *de visu* le dépla-
cement de cette tête fémorale hors de sa cavité, il a dû
rapporter à d'autres lésions les phénomènes observés.
En effet, sous l'influence de la tuberculose, la subs-
tance osseuse du col du fémur et de la cavité cotyloïde
change de consistance et se modifie dans sa forme ;
une ankylose totale est la conséquence de ce processus
pathologique, et, dans de rares circonstances seulement, il y a conservation dans cette jointure de
quelques mouvements.

A côté de la coxalgie tuberculeuse se place la
coxalgie rhumatismale ; celle-ci survient, en général,
à un âge plus avancé que la première, frappant les
individus jeunes encore, les adultes ; elle n'a pas dans
ses débuts cette forme torpide, insidieuse, qui est un
des caractères de la coxalgie tuberculeuse. On l'observe
surtout chez les personnes que leur profession expose
à des variations de température : la poussée inflammatoire se localise dans une jointure et s'y éternise ;
mais, sous l'influence d'un repos parfait, d'une
immobilisation dans une gouttière, une amélioration

(1) Service du professeur TRÉLAT. Clinique chirurgicale.
Leçon recueillie par le Dr G. MARCHANT, chef de clinique.

dans l'état local se produit, et, après quatre, cinq, six mois, la guérison s'obtient.

Ce ne sont pas là les deux seules formes de la coxalgie ; on décrit encore la *coxalgie dite hystérique*. Il faut apprendre à la reconnaitre ; car, c'est une source d'erreurs et de confusions ; mais le diagnostic se tire surtout dans ces cas de phénomènes concomitants, il s'agit le plus souvent d'une fille, jeune encore, qui a tous les attributs de l'état nerveux désigné sous le nom d'*hystérie ;* elle se présente à nous avec l'attitude d'une coxalgie intense, avérée ; rien ne manque au tableau clinique ; mais, quelle est un jour notre surprise, après trois, quatre mois, sous l'influence d'un traitement, ou quelquefois spontanément, de voir en quelques instants les phénomènes se modifier ! Tantôt la coxalgie se portera sur la jointure du côté opposé, abandonnant son siége primitif ; plus souvent, il y aura comme un changement à vue dans l'attitude même du membre, lequel, de la rotation en dehors, passera à la rotation en dedans, et conservera cette position nouvelle. Le chloroforme rend, dans ces circonstances, de grands services ; il triomphe de la contraction musculaire, et par conséquent de ces attitudes vicieuses. « C'est le grand justicier des diagnostics trompeurs. »

Enfin, il y a cette variété de coxalgies qui sont mieux désignées sous le nom de *pseudo-coxalgies*. Le professeur Trélat cite, dans ses leçons cliniques, le *cas célèbre* suivant :

« Vers 1865, celui qui à cette époque était
« l'héritier de la couronne de France, fut pris, à la
« suite d'une fièvre éruptive, d'une affection grave de

« la cuisse ; les médecins ordinaires diagnostiquèrent :
« *Coxalgie*. Mais Nélaton, remarquable par son
« jugement et sa sagacité cliniques, se fondant sur la
« marche irrégulière de la fièvre, et constatant, d'autre
« part, de la fluctuation à la racine de la cuisse, porta
« le diagnostic d'*abcès profond de la racine du*
« *membre*. — Une première ponction fut faite par la
« région inguinale, mais, l'abcès se vidant mal, une
« deuxième ponction directe fut pratiquée par la
« région pelvi-trochantérienne. Après l'évacuation de
« cet abcès qui siégeait entre la capsule coxo-fémorale
« et les muscles obturateurs internes et jumeaux, la
« guérison fut complète. »

Il est acquis aujourd'hui que des abcès froids
développés autour de l'articulation coxo-fémorale
peuvent simuler la coxalgie et si, pendant longtemps
la confusion a été faite entre ces deux ordres d'affections si différentes d'origine, de cause et de siége,
c'est pour des raisons faciles à comprendre.

Le diagnostic des affections des régions de la
hanche est entièrement basé sur des épi-phénomènes ;
tantôt, c'est la raideur articulaire, tantôt la claudication,
quelquefois, l'ensellure ; or, ces troubles peuvent
reconnaitre comme cause initiale un abcès péri-
articulaire, soit une tuberculose osseuse : peu importe,
en effet, que l'irritation périférique s'exerce de dehors
en dedans (abcès) ou de dedans en dehors (tuberculose
osseuse) : l'attitude pathologique sera la même dans
les deux cas. Nous saisirons les effets, pendant que
le désordre primitif, fondamental, pourra nous
échapper. Ainsi donc, une fois le complexus, qu'on
appelle coxalgie, le complexus symptômatique constaté,

on doit se demander quelle est la cause première de ces apparences ; on ne confondra pas la coxalgie tuberculeuse des enfants, avec la coxalgie rhumatismale des enfants ou avec la coxalgie hystérique ; et ces trois formes elles-mêmes devront être différenciées d'avec les *pseudo-coxalgies* qui donnent lieu à des manifestations à peu près identiques à celles des coxalgies véritables.

Ces notions semblent aujourd'hui toutes naturelles : elles ont été longues à acquérir et la lumière ne s'est faite que tardivement sur ce sujet qui présente bien des obscurités et appelle encore l'étude attentive des médecins et des chirurgiens.

Les trois formes de coxalgie s'observent à Salies, toutes trois sont justiciables de nos eaux : la coxalgie dite hystérique y guérit rapidement ; la coxalgie tuberculeuse des enfants peut y guérir sans suppuration ; l'abcès froid peut arriver à résolution complète, ou bien, sous l'influence excitante de l'eau salée, la poussée inflammatoire s'accentue, la collection fluctuante se manifeste et, alors, nous remettons l'enfant entre les mains du chirurgien qui ouvre, suture et draîne l'abcès. Ce même enfant est renvoyé à Salies où il finit par guérir radicalement après un temps plus ou moins long.

C'est sur la coxalgie rhumatismale que notre traitement thermal a beaucoup de prise. Les raideurs articulaires, la péri-arthrite guérissent radicalement à Salies.

Je donne en ce moment des soins à un jeune garçon, M. R..., client du Dr Foix, atteint d'ostéo-périostite de l'extrémité supérieur du fémur avec plaie

et trajets fistuleux au niveau de la partie supérieure
et interne de la cuisse droite, accompagnée d'atrophie
partielle des muscles de la jambe.

Je suis heureux de présenter ici l'observation de
ce malade qui, vu la gravité de sa lésion osseuse,
mérite d'arrêter notre attention, et de rappeler les
différentes phases de sa maladie. J'espère que ce sera
un succès qui comptera au nombre des plus remarquables de Salies-de-Béarn. Ce jeune homme a été
envoyé à Salies par M. Labbé. Une application de
pâte de Vienne avait été faite par ce maître dans une
vaste étendue de la région douloureuse et enflammée.
Je ne saurais assez admirer ce mode de traitement
préféré du grand chirurgien ; car ses effets en sont
des plus remarquables. La collection purulente, si
profondément placée qu'elle soit, se fait jour à travers
les parties mortifiées de l'eschare et le traitement
devient alors simple et facile.

M. L..., à son arrivée à Salies, présente l'habitus
suivant : très bouffi, peau terne, polysarcie exubérante,
muscles flasques, inappétence, vomissements se
renouvelant plusieurs fois dans la journée.

Après des phases pénibles et douloureuses, le
mieux commence à se faire sentir : l'appétit renaît,
la gaîté revient. De juin à décembre, l'amélioration
s'accentue de plus en plus. En février, ce jeune homme
est transformé et, aujourd'hui, malgré deux trajets
fistuleux, la plaie est belle, le pus d'excellente nature.

Nous avons craint un instant pour ses jours.
L'orage maintenant est dissipé, grâce aux soins,
à des pansements réguliers et antiseptiques,

grâce surtout à l'action merveilleuse et si puissante de nos eaux.

Nous avons dû à plusieurs reprises cesser les bains ; car nous avons toujours remarqué chez lui, après une série de bains, une poussée inflammatoire et douloureuse. Aussi, faudra-t-il encore user de prudence et redoubler les soins ; mais la partie est gagnée. La durée du traitement sera longue ; nous aurons une guérison complète. En ce moment, tous les jours, on le lève de la voiture où il était couché pour le mettre dans une voiture où il se tient assis. Les mouvements du membre s'accentuent journellement ; la flexion de la cuisse sur le bassin se fait presque complète ; il commence à faire des pas, appuyé sur des béquilles.

Le Mal de Pott

Parmi toutes les maladies des os dues à la scrofulose, il en est une, le *Mal de Pott*, qui par sa fréquence dans le jeune âge, mérite une mention spéciale.

Sa gravité exceptionnelle est due à la fois aux lésions elles-mêmes, et, surtout, aux conséquences que ces lésions peuvent entraîner ; je veux dire la carie osseuse.

Si elle a pour siège de prédilection la colonne

vertébrale, c'est à cause de la multiplicité des petits os qui la forment, de leur ossification incomplète, et de leur texture spongieuse ; je ne signale qu'en passant le poids et la fatigue que ces os ont à supporter.

M. le professeur Verneuil a, depuis longtemps déjà, institué le traitement de cette redoutable affection. Il nous a enseigné que, lorsque, chez un enfant, quelques douleurs se montrent dans la région dorsale avec irradiations et douleurs abdominales, il n'y a pas une minute à perdre ; il faut coucher l'enfant dans une gouttière de Bonnett ; de cette façon, on enraye presque toujours la formation de la carie vertébrale et on évite alors ces accidents graves qui sont l'effondrement des vertèbres, la compression de la moëlle, les paralysies et enfin les abcès par congestion.

D'un autre côté, M. le professeur Lannelongue a établi aujourd'hui que les abcès par congestion, aussi bien que les abcès ossifluents *(ostéites, caries osseuses)* peuvent à leur première période guérir, soit par résolution, soit plus tard par une véritable résorption du pus. Il est donc aisé de se rendre compte des résultats magnifiques obtenus par nos eaux salées dont l'action résolutive est si puissante.

Si la résorption de l'abcès ne s'effectue point, l'excitation générale produite par les bains, fait passer ces abcès à l'état subaigü. La peau rougit : il faut ouvrir l'abcès ; autant que possible l'ouverture de cet abcès se fait dans le bain même, ce qui permet à l'eau salée de pénétrer immédiatement dans la cavité et d'en modifier avantageusement la poche.

Quand la gibbosité existe chez l'enfant qui arrive à Salies, la guérison survient, mais la déformation persiste ; la marche est plus libre ; la santé générale devient parfaite, ce qui n'est pas un mince avantage.

Le Dr Foix a la précaution de faire tenir les enfants couchés dans la gouttière de Bonnet jusqu'à ce que six mois au moins se soient écoulés sans que les bains salés aient ramené la moindre crise d'ostéo-périostite aigüe.

En général, le traitement de cette affection est d'une durée moyenne de deux ou trois saisons.

PÉRIODE QUATERNAIRE

Scrofulose viscérale

La quatrième période, ou **scrofulose viscérale**, est caractérisée par la dégénérescence tuberculeuse des poumons, du cerveau, des intestins et le développement d'états cachectiques le plus souvent mortels.

Je ne parlerai que de quelques cas justiciables de nos eaux.

Dans les adénites multiples du cou, on sent manifestement le chapelet des organes engorgés s'enfoncer profondément dans l'intimité des tissus.

Les glandes ainsi envahies suivant leur siége sont dites *trachéales-bronchiques*. De là le nom d'*adénopathie trachéo-bronchique*.

Il en est de même pour les ganglions abdominaux que l'on sent si bien chez certains enfants : c'est ce que l'on appelle le *carreau, tuberculose mésentérique*.

Nos bains salés peuvent convenir dans certains cas *(j'en excepte, bien entendu, les phtisies bronchiques ou abdominales confirmées.)*

En effet, la modification profonde imprimée à tout l'organisme par notre médication thermale a un retentissement aussi bien sur les adénites internes que sur les adénites externes.

La Vulvite catarrhale s'observe souvent sur les petites filles. Plus tard, cette affection gagne en profondeur, et l'écoulement provient alors de la muqueuse du col ou du corps de l'utérus. Enfin, on trouve quand on peut procéder à un examen complet, des ulcérations qui sont bien et dûment scrofuleuses. Courby dit : « Elles se rencontrent chez des malades essentielle- « ment scrofuleux, et ne paraissent pouvoir se « rattacher à aucune autre cause, et se guérissent par « l'influence unique d'un traitement anti-scrofuleux. »

Plus tard, l'affection scrofuleuse fait des progrès, des manifestations viscérales plus graves se montrent. On voit des *adénopathies périutérines* et enfin les *pelvi-péritonites*.

Il me reste à parler d'une dernière manifestation de la diathèse scrofuleuse sur les organes génitaux de l'homme : Je veux dire le *testicule tuberculeux*. Il y a dans la marche de cette maladie trois périodes qui se succèdent : l'engorgement, la suppuration, la réparation.

Il ne faut pas croire pour cela que nos bains salés puissent faire dissoudre ou rétrocéder un testicule caséeux ; mais une fois que la matière caséeuse est éliminée, ils aident grandement, sans aucun doute, à la cicatrisation et à la fermeture des fistules.

Il est cependant à désirer que la suppuration se fasse assez abondante : c'est un indice d'une petite poussée aiguë, prémonitoire d'une amélioration à bref délai, et d'une élimination plus rapide des produits tuberculeux.

J'ai eu à traiter un cas de testicule tuberculeux,

la saison dernière ; j'ai obtenu une cicatrisation complète ainsi que la fermeture de deux fistules. Le volume de la tumeur avait diminué très-sensiblement.

DU RACHITISME

Le Rachitisme, chez l'enfant, côtoie journellement la scrofule. « Pénétré de la haute importance et de la
« fréquence de la syphilis héréditaire chez l'enfant, le
« professeur Parrot s'attacha à la dépister partout où
« elle se cache et sous toutes ses formes. Les éruptions
« cutanées des fesses et leurs cicatrices, les déforma-
« tions du crâne natiformes et des dents, les fissures
« labiales, le psoriasis de la langue, le rachitisme,
« enfin, étaient pour lui autant de signes certains de
« syphilis héréditaire.

« Parrot consacra à la défense de cette idée toutes
« ses forces et tout son talent, mais la mort vint le
« surprendre avant qu'il n'eût achevé son œuvre.

« Si les rapports du rachitisme et de la syphilis,
« qu'il avait abordé par leurs côtés les plus obscurs
« et les plus difficiles, le côté anatomique, n'ont pas
« été démontrés victorieusement pour tous les cas ; si
« ses contradicteurs, d'abord surpris et hésitants, ne
« se sont pas laissés convaincre, c'est que l'hérédité
« morbide, est, de tous les problèmes de la médecine,
« le plus ardu.

IV

« Peut-être, s'il eût vécu, Parrot eût-il fait fléchir
« la rigueur des lois de succession qu'il formulait,
« peut-être eût-il mieux précisé et limité ses affirma-
« tions à certains cas particuliers. Quoiqu'il en soit,
« l'avenir fera la part de chacun et celle de Parrot
« sera bonne. J'en ai pour garant cette pseudo-paralysie
« qu'il a découverte et décrite si bien, et qui légitimait
« le crédit et la foi de ses élèves. » (1)

« Le Rachitisme, une fois sa période de ramollis-
« sement passée, tend naturellement à la guérison. » (2)
Le traitement par nos eaux de Salies favorise
singulièrement cette tendance et le Rachitisme, surtout
au début, guérit rapidement.

Le Dr Foix a l'habitude de supprimer pendant
l'usage des bains tout autre traitement, se réservant
ensuite de prescrire une médication appropriée.

Dès les premiers bains, les courbures osseuses
tendent à diminuer. Si les résultats sont moins lents,
l'affection est plus avancée ; ils n'en existent pas moins
pour cela. Dans les déviations de la colonne vertébrale
les plus rebelles, les résultats obtenus sont très
satisfaisants ; mais, hélas ! il n'en est pas de même
quand les déformations occupent la région dorso-
lombaire.

OBSERVATION I. — Mlle R..., âgée de 16 ans,
est atteinte, à la suite d'une fièvre typhoïde, d'une
déviation très prononcée à la partie supérieure du
rachis, avec déformation consécutive, c'est-à-dire
aplatissement et enfoncement énorme de la partie
latérale du côté. Un corset, admirablement construit

(1) Leçon d'ouverture du professeur GRANCHER.
(2) De la Scrofule, par le Dr C. VAN MERRIS.

par Colin, soutient la colonne vertébrale, pâlit la déformation.

Les douches à grand jet d'une durée assez longue, parfaitement supportées du reste, et suivies d'un bain entier marquant au moins 18 à 20 degrés de salure, remontent dans très peu de temps l'état général qui laissait beaucoup à désirer. L'appétit est augmenté ; la coloration de la peau revient ; la nutrition est activée.

A la fin du traitement qui fut d'une durée d'un mois, la déviation avait diminué de moitié ; l'enfoncement de la partie latérale avait à peu près disparu.

Il faudra une seconde saison à Salies, peut-être même une troisième, pour avoir raison de cette courbure déjà ancienne ; mais, tôt ou tard, j'en suis convaincu, nous aurons la guérison complète.

OBSERVATION II. — Mlle M...., âgée de 18 ans, est atteinte de déformations du rachis occupant la région dorso-lombaire ; déformations très prononcées, enfoncement des dernières côtes, raccourcissement du membre inférieur ; déformation du bassin.

L'action combinée des bains entiers et de la grande douche ne tarda pas à améliorer sensiblement l'état général de cette jeune personne. Je puis même dire, qu'à la fin de la saison, le résultat, quoique incomplet, était très satisfaisant.

Aussi, je n'hésite pas à certifier qu'à la prochaine saison, la santé de Mlle M... sera très améliorée.

Je dois ajouter que chez elle la jambe présentait une atrophie partielle des muscles ; à son départ de Salies, la nutrition était bien meilleure. La marche aussi était devenue plus facile et sans claudication apparente.

Hydrocéphalie

Je dirai un mot de l'hydrocéphalie, maladie qui est loin d'être rare et qui est fort heureusement influencée par nos eaux de Salies. L'indication première est de bien surveiller les bains et d'en corriger le trop d'excitation par l'additon d'Eaux-mères.

J'ai vu deux heureux résultats chez deux jeunes enfants atteints d'hydrocéphale chronique avec courbure des membres inférieurs. Au bout de quelques jours, l'atonie générale dont ils étaient atteints fut rapidement modifiée : l'engourdissement des sens disparut, l'intelligence sembla renaître, le regard devint plus vif. L'épanchement séreux, ou séro-sanguinolent, contenu dans le crâne se résorba en partie, les joues des deux enfants se colorérent assez rapidement, leurs cheveux furent moins ternes, leur reflet augmenta. D'après le Dr Foix, se sont là les signes caractéristiques d'amélioration acquise.

On ne pourra donc plus dire que cette affection est une maladie au-dessus des ressources de l'art ; et, désormais, c'est à Salies que doivent être envoyés ces enfants arriérés et infirmes, chez lesquels le cerveau, débarrassé de la compression, retrouvera, grâce à la riche minéralisation de nos eaux, ses fonctions vitales.

J'en dirai de même des **paralysies infantiles** : l'efficacité de nos eaux dans cette affection est incontestable ; seulement, il ne faut pas se dissimuler que plusieurs cures sont indispensables pour amener la guérison d'une affection aussi rebelle.

FIBROMES UTÉRINS

La spécialisation des eaux de Salies, dans la scrofulose, est telle que j'ai dû prendre celle-ci comme objectif à peu près exclusif de cette étude.

Lorsque l'on veut faire connaître et apprécier une eau minérale, il ne faut pas chercher à en trop étendre les applications. Je n'insisterai donc pas sur les applications assez étendues qui peuvent être faites sur des sujets divers, des propriétés reconstituantes et résolutives des eaux de Salies-de-Béarn. Ici, le sujet est un des plus vastes qui puisse se rencontrer, et il a ce caractère de répondre à une des indications les plus précises que l'on puisse déterminer.

Je signalerai seulement les engorgements utérins et péri-utérins, très torpides, principalement chez les femmes lymphatiques, et surtout les fibromes utérins. Je m'arrêterai sur ces derniers parce que les services que peuvent rendre à leur sujet les eaux minérales appropriées, ne sont peut-être pas suffisamment connus de la généralité des médecins.

Il y a quelques années, on semblait ignorer parmi nous l'existence des eaux de Salies, et, c'était à

Kreusnach, de l'autre côté du Rhin, que l'on envoyait les femmes atteintes de tumeurs fibreuses. Depaul et M. Siredey envoyèrent les premiers à Salies les fibromes utérins. Ils constatèrent l'efficacité de nos eaux dans cette affection et, bientôt, d'autres médecins suivirent l'exemple des maîtres.

L'action résolutive de nos eaux sur ces tumeurs est maintenant incontestable et à peu près constante.

« Mais il faut bien s'entendre sur la portée de cette « action résolutive. Celle-ci ne peut s'exercer en « aucune façon sur le tissu fibreux lui-même, c'est- « à-dire sur la néoplasie achevée. Mais le travail « néoplasique ne s'accomplit pas d'emblée. Il est « précédé et préparé par une hyperplasie du tissu « conjonctif sur laquelle on a encore de la prise, et qui « en est le seul et véritable objectif, le seul qui puisse « avoir un traitement résolutif quelconque. Les « tumeurs fibreuses sont enveloppées d'une sorte « d'atmosphère, d'éléments jeunes, non encore « transformés, dont il est possible d'enrayer ou de « retarder l'évolution ultérieure. » (1)

J'ai pu constater cette année à Salies quatre tumeurs fibreuses de l'utérus, se ramollir et perdre une partie de leur volume. J'en ai vu deux, qui sous l'influence manifeste du traitement thermal, ont cessé de s'accroître et se sont ralenties dans leur évolution.

Il est un fait bien certain que la diminution de la tumeur est toujours précédée par le ramollissement ; souvent, il y a augmentation de volume. « Dès que ce « résultat est obtenu, dit le Dr Foix, on peut être

(1) Etude sur l'emploi des Eaux de Salins, par le Dr Durand-Fardel.

« certain que la tumeur ne tardera pas à diminuer et
« cela, d'autant plus rapidement, que le ramollisse-
« ment aura été plus marqué. » Les métrorrhagies,
qui quelquefois mettent les femmes à deux doigts de
leur perte, diminuent considérablement et finissent
par disparaître.

Sous-muqueux, interstitiels, péritonéals, telles
sont les trois variétés bien connues de fibromes utérins.
Le fibrome sous-muqueux, tantôt occupant la cavité
utérine, tantôt sorti de cette cavité, est le plus résistant
au traitement de nos eaux salées. Cependant, il finit
par subir l'action résolutive des bains et des applications
locales des compresses d'Eaux-mères.

Pour le fibrome interstitiel, les bains donnent de
très bons résultats ; mais on doit être très prudent ;
un traitement mal dirigé pourrait déterminer des
douleurs symptômatiques et la congestion.

Le fibrome péritonéal est très rapidement
influencé, et, d'une manière constante, par l'action
des bains salés.

A mesure que l'amélioration s'accentue, ces
femmes, fortement anémiées par leurs pertes, voient
leurs hémorrhagies s'arrêter et la peau de leur figure
se colorer ; leur teint s'éclaircit, les taches disparaissent,
les douleurs diminuent, la marche devient facile.

Chose digne de remarque, les femmes obligées de
prendre de l'ergotine pour combattre l'hémorrhagie,
s'en dispensent dans la majorité des cas, pendant le
traitement thermal.

Faut-il attribuer cette circonstance à la présence
des bromures, comme semblent le penser certains
médecins ? Je crois qu'il faut plutôt l'attribuer à la

nature même de nos eaux, à l'absence de gaz carbonique.

Il ne faut pas oublier que le traitement du fibrome utérin exige deux, trois ou même plusieurs saisons.

A la fin de ce petit travail, je crois qu'il convient de donner quelques indications succinctes qui ne manquent pas d'avoir leur utilité pratique.

DE L'EMPLOI

A DOMICILE DES BAINS ET DES EAUX-MÈRES

DE SALIES-DE-BÉARN

———∿∿∿———

Les états morbides que l'on traite à Salies sont, en général, des états à longue durée ; le traitement ne saurait être d'une saison. D'un autre côté, un traitement aussi énergique que celui qu'on subit ici ne pourrait, sans danger, être longtemps prolongé Et, quelle que soit son action, il ne peut dans l'espace de vingt-cinq à trente bains (qui est le chiffre d'une saison ordinaire), modifier complètement un état constitutionnel invétéré comme l'est souvent la scrofule.

Beaucoup de malades, par conséquent, doivent faire deux cures dans la même année, ou plutôt deux traitements, mettant entre eux un intervalle suffisant. Et, de plus, si, pour des causes particulières, on ne peut revenir une seconde fois à Salies dans la même année, il est très utile alors, pour certaines lésions ou adhérences, ou engorgements viscéraux et péri-viscéraux, engorgements péri-utérins et tumeurs fibreuses, de prendre des bains à domicile, et, cela, de la manière suivante :

Deux flacons de sels concentrés d'eaux-mères avec six kilogr. de sels ordinaire } Pour un bain d'adulte

Pour un bain d'enfant moitié moins.

(Le même bain peut servir quatre fois).

Il en est de même pour les Eaux-Mères dont les applications à titre résolutif conviennent dans différents cas bien déterminés.

Pour cette application, quand elle doit être prolongée, il est bon de renouveler toutes les demi-heures l'imbibition des compresses ; dans la majorité des cas, on peut se contenter d'une application de deux heures de durée par jour.

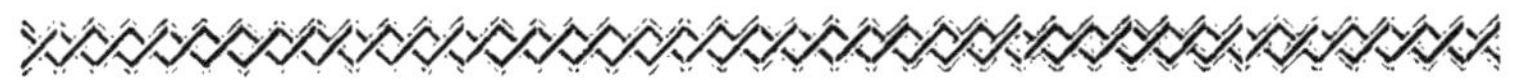

ACTION MINÉRALISATRICE DES BAINS SALÉS

Les bains salés empruntent leurs vertus à la composition de l'eau. L'action physiologique du bain est un produit complexe : il est minéralisateur par son origine et doué lui-même d'une action simultanément générale et locale.

Certains auteurs, à propos des bains de mer, ont prétendu trouver du sel dans les urines des baigneurs. Ne peut-on pas croire par ce seul fait que la peau absorbe quelques-uns des principes contenus dans l'eau minérale, *chlorure, iodure* et *bromure ?*............ Cependant, là n'est point le rôle principal : nos bains, n'agissent-ils pas comme l'eau froide ? Le Dr Adolphe Bloch, dans une remarquable notice sur l'eau froide, dit « que l'application externe d'eau froide est primitivement excitante, par suite d'une perturbation plus ou moins vive que l'eau froide produit sur les centres nerveux. »

Et, en effet, ne doit-on pas attribuer une grande importance aux actions reflexes, consécutives à la stimulation du système nerveux périférique?... Et, de même, j'en dirai autant des fibres musculaires lisses, du tégument cutané et de l'appareil vasculaire sanguin ou lymphatique et des glandes de la peau.

Quelle que soit la théorie, les actions qui se produisent sont, pour ainsi dire, égales, réglées et solidaires : le résultat est la reconstitution de l'organisme.

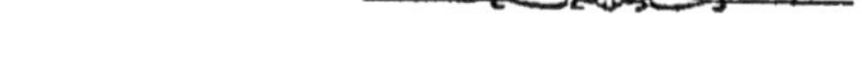

Action des eaux sur l'Oxyhémoglobine du sang

Le Dr Hénocque, que nous avons eu l'honneur de compter parmi nos hôtes de la saison dernière à Salies-de-Béarn, a bien voulu nous initier, avec une gracieuse complaisance, à la nouvelle méthode d'analyse du sang, que, le premier, il a instituée. Il a étudié l'influence de la médication salée sur l'activité de la réduction de l'*oxyhémoglobine*, et sur la richesse du sang en *oxyhémoglobine*.

Les recherches qu'il a faites lui ont démontré que nos eaux augmentent la quantité de l'oxyhémoglobine pendant la durée même de la cure. Elles agissent différemment suivant leur degré de concentration. « D'une façon générale, dit ce savant, le bain au quart « augmente l'activité de la réduction ; tandis que le « bain entier diminue l'activité de la réduction ; l'un « est excitant, l'autre est sédatif; entre ces limites, « les bains par moitié sont sédatifs chez certains « individus, excitants chez d'autres. »

Je me propose cette année de mettre à profit les leçons du Dr Hénocque et d'appliquer sa méthode à l'étude du sang. L'observation journalière des malades me permettra d'apprécier rigoureusement les influences du traitement et les indications qui en résultent.

Richesse de nos Eaux

Un bain entier d'eau minérale contient une quantité de chlorure de sodium qu'on peut évaluer à SOIXANTE-CINQ KILOGRAMMES.

Un litre d'eau minérale contient 250 grammes de sels, ce qui représente une dissolution concentrée de sels, marquant 18 à 20 degrés au pèse sel. *(L'eau de la mer n'en contient que 30 grammes par litre.)*

C'est pourquoi, il est ordinairement nécessaire d'atténuer les bains dans la première partie du traitement, d'où la dénomination de *bains au quart, au demi, aux trois quarts, entiers*, suivant que l'eau de la source entre pour *un quart, un demi, un trois quart, ou la totalité* de la composition du bain.

De plus, pour augmenter la proportion de la minéralisation, et la faire varier suivant les indications, on ajoute souvent dans le bain un certain nombre de litres d'EAUX-MÈRES.

La dose moyenne est dix litres d'eaux-mères par

bain. D'après les analyses, dix litres d'eaux-mères représentent en chiffre rond : *quatre kilogrammes de chlorures, 100 grammes de bromures, dix grammes d'iodures.*

Grâce à leur forte porportion de bromure, les bains additionnés d'eaux-mères, soit *au quart* avec dix litres d'eaux-mères ou 100 litres d'eau minérale avec dix litres d'eaux-mères par bain, sont sédatifs pour un certain nombre de malades. C'est au médecin qu'il appartient d'en bien déterminer les indications.

La durée moyennne de nos bains est de 25 à 30 minutes. La température varie entre 34 et 36 degrés. Mais, d'une manière générale, le baigneur prend son bain à la température qui lui est la plus convenable. On fait souvent usage d'amidon ; car l'eau pique et mort la peau.

Je suis heureux de dire que l'eau salée pour nos bains entiers, ne fera plus défaut à Salies. Nous avons cette année l'eau d'Oràas, source inépuisable d'une saturation plus forte encore que celle de la source du Bayaà.

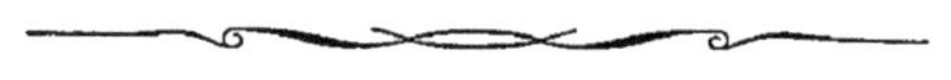

J'adresse, en terminant, à MM. les Directeurs-Fermiers, MM. Saint-Guily, un désir :

Quelques instruments de précision manquent :
UNE BALANCE avec laquelle on notera l'augmenta-

tion ou la diminution du poids des malades après le traitement ;

Un Anthropomètre, qui permettra de mesurer la taille et le périmètre thoracique ;

Un Dynamomètre, qui permettra d'évaluer l'augmentation de la puissance musculaire.

Je crois ces instruments très utiles. MM. Saint-Guily, dont la courtoisie est bien connue, ont trop à cœur les améliorations, la prospérité de l'Etablissement pour ne pas accueillir favorablement ma demande.

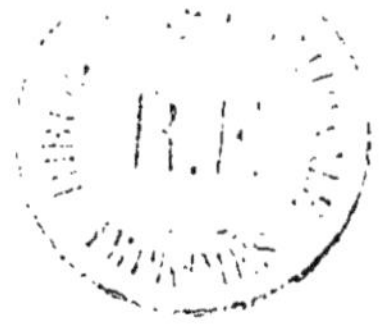

DAX, IMPRIMERIE DE L'AVANT-GARDE, 18, RUE DU MIRAILH

221